NOTE SUR L'ÉRYSIPÈLE

NOTE

SUR

L'ÉRYSIPÈLE

PAR

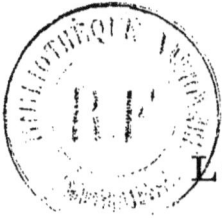

Le Docteur LAUZET

Chirurgien des Hôpitaux de Marseille.

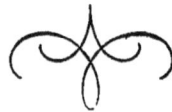

MARSEILLE

TYPOGRAPHIE ET LITHOGRAPHIE J. CAYER

57, rue Saint-Ferréol, 57

—

1886

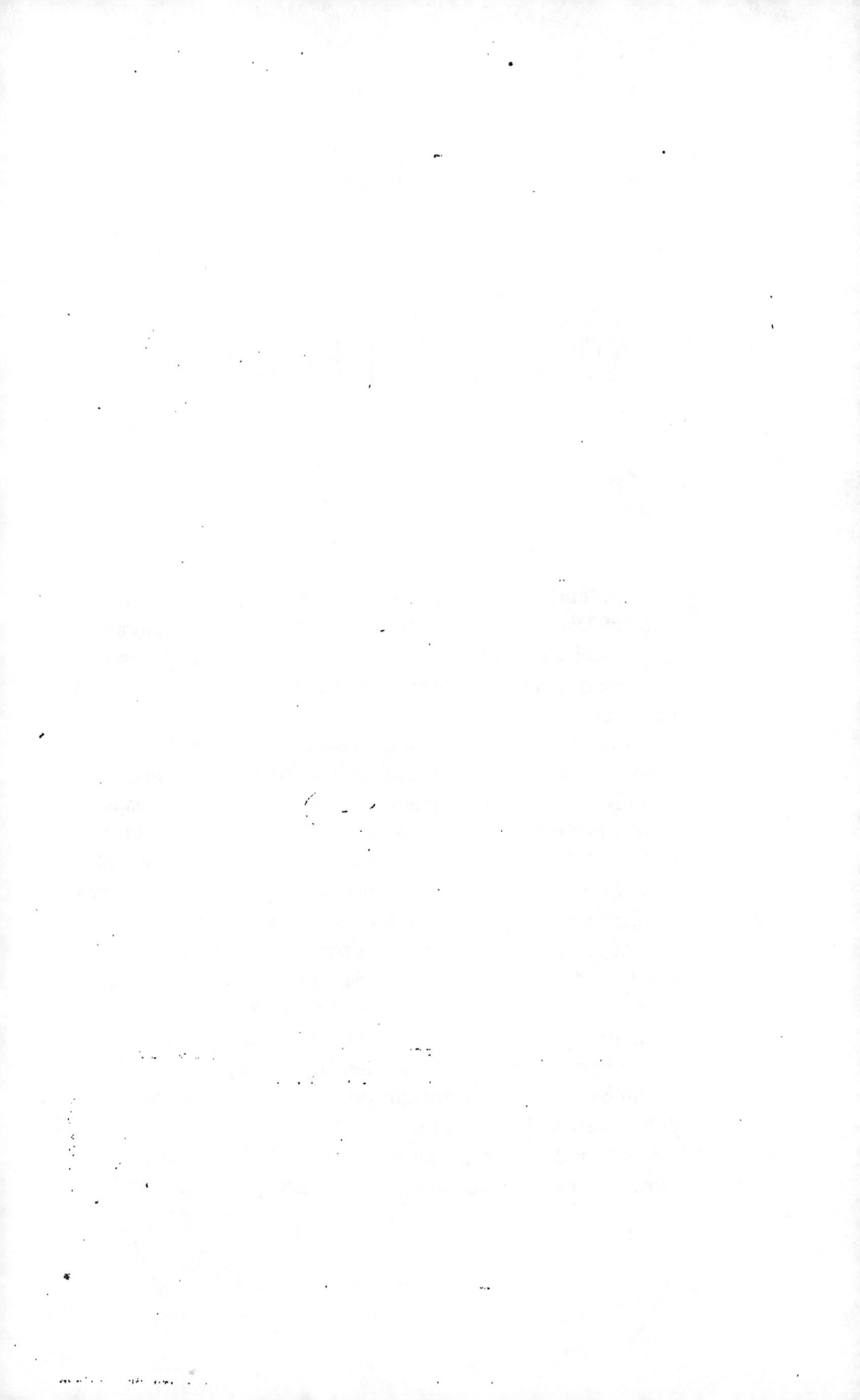

NOTE SUR L'ÉRYSIPÈLE

L'épidémie d'érysipèle, qui a éclaté dans mon service à l'Hôtel-Dieu, m'a paru offrir un intérêt qui m'a engagé à en publier les diverses phases. Les conditions étiologiques, qui en ont marqué l'entrée, semblent resserrer les liens qui existent entre l'érysipèle et l'inflammation du système lymphatique. Nous verrons, chemin faisant, que l'hérédité n'est peut-être pas étrangère à l'évolution de cette maladie, ce qui, du reste, n'est pas étonnant, l'organisme des descendants s'inspirant généralement de celui des ascendants. Si l'érysipèle eût envahi mon service d'une façon banale, c'est-à-dire par l'entrée d'un malade atteint de cette affection, ou par l'apport de germes émanant d'un malade contaminé, ainsi que cela a eu lieu pour plusieurs, la question eût été sensiblement simplifiée ; mais c'est précisément parce que les conditions d'entrée sortent un peu du cadre ordinaire, parce que la filière n'est pas celle qu'on rencontre d'habitude, que je tiens à les signaler : pour bien fixer les idées, je crois important de commencer par raconter l'observation du coupable.

C'est un homme de 29 ans, ayant toujours joui d'une bonne santé ainsi que ses parents. L'année dernière, son père eut, à la suite d'une blessure faite à la main, un phlegmon suppuré qu'il ne voulut pas se laisser inciser. Le pus sortit par plusieurs ouvertures spontanées ; mais, au bout de trois semaines, il survint un érysipèle du bras et de l'avant-bras qui, paraît-il, se termina après huit à dix jours. Le 30 juillet 1886, son fils, qui fait le sujet de cette observation, étant occupé dans une raffinerie à faire des pains de sucre, s'en laissa tomber un sur le pied droit ; il lui fit une légère écorchure au niveau du troisième orteil. Le lendemain matin, il retourna travailler, mais, sous l'influence de la fatigue, dit le malade, qu'il éprouva en restant debout pendant toute la matinée, peut-être aussi parce qu'il resta nu-pieds, une rougeur apparut sur le dos du pied avec une douleur sourde à ce niveau : aucune rougeur d'abord sur la jambe, mais un ganglion dans l'aîne. Il n'eut ni frisson, ni fièvre, il déjeuna de bon appétit, mais il ne reprit pas son travail. Le lendemain, la rougeur s'étendait sur la jambe qu'elle allait envahir entièrement, pour, de là, gagner l'extrémité inférieure de la cuisse. Je regrette de n'avoir pu assister au début de l'affection ; mais, en tenant compte de toutes les particularités observées, je pense pouvoir reconstituer l'histoire de mon malade.

Le troisième jour, un médecin est appelé : il conseille des frictions avec l'onguent napolitain et des cataplasmes de farine de graines de lin. Le 7 août, c'est-à-dire huit jours après l'accident, je suis appelé à voir le malade, et voici ce que j'observai : Sur le dos du pied, la peau est d'un rouge vif, uniforme, sans marge ; de la racine du troisième orteil partait une plaque de gangrène qui gagnait toute la partie antéro-externe du pied jusqu'au niveau de la malléole externe ; sur cette plaque, on trouvait les traces d'une phlyctène très large. La jambe était aussi uniformément rouge, tuméfiée, la rougeur se perdait insensiblement sur les tissus sains ; il n'y avait point de phlyctènes, mais au niveau du tiers inférieur et externe, la peau était violacée sur une étendue de dix centimètres en longueur et de six centimètres environ en largeur ; par îlots d'un centimètre au moins, la coloration semblait tourner à la feuille morte.

La sensibilité, peu développée d'ailleurs sur tout le membre, était très amoindrie en cet endroit.

Je dois dire que mon confrère avait donné un coup de lancette à la racine des orteils en un point qui paraissait fluctuant, et d'où s'échappait en pressant un pus semblable aux bourbillons de l'anthrax. Le creux poplité ne renferme pas de ganglion enflammé, mais il y en a au pli de l'aîne.

Au moment de ma visite, l'état général était assez sérieux ; le malade avait des frissons suivis de chaleur, le pouls était à 104, le sommeil faisait défaut, il était agité, sans délire ; la soif est vive, l'appétit nul, les urines sont rares ; il y existe de la diarrhée ; le facies est amaigri, pâle légèrement terreux. La douleur n'est pas très aiguë, elle n'est pas gravative, le malade accuse un sentiment de chaleur et de brûlure. La pression ne donne ni la sensation de l'empâtement franc, ni la dureté élastique du phlegmon diffus gangréneux.

En présence de la gravité de la situation, j'insiste auprès du malade et de la famille pour l'entrée à l'hôpital : ce qui fut fait.

Le 8 août, à ma visite, l'état est le même, mais la rougeur a gagné la partie inférieure de la cuisse. Je pratique plusieurs scarifications étendues ; du sang, une sérosité louche contenant quelques globules de pus, s'échappent de ces ouvertures. La plaque de la jambe, qui semble vouloir se sphacéler, est incisée, elle n'est pas profonde. Temp. 38°,5, pouls 92 ; le soir, temps. 39°, pouls 100. Le membre est recouvert de charpie imbibée d'alcool, de coton phéniqué et de taffetas ciré.

Le 9, la rougeur de la cuisse a disparu, la dureté est

moins prononcée, le malade a moins souffert, il a un peu
dormi. Temp. 40°, pouls 100 le matin ; temp. 39°, pouls 108
le soir. Bouillons, potages, vin de Bordeaux, potion alcool
et quinquina.

Le 10, fièvre intense sans frisson ; la suppuration apparaît lentement par les incisions, le sphacèle du pied se
détache ; au dessous, la plaie est rose vermeil ; elle n'est
pas sèche, le pus qui s'en écoule est franc : la pression qui
vient mourir sur les incisions fait sourdre des mailles un
pus ressemblant à celui des pannicules graisseux de l'anthrax ; c'est le phlegmon panniculaire de Chassaignac.

Le 11, la température tombe à 37° le matin, à 37°5 le soir.
La jambe est bien moins tendue, plus souple, la rougeur
est moins vive, pas de desquamation. La suppuration en
nappe ne s'établit pas, mais le pus continue à sourdre, et
désormais il en sera de même ; il n'y aura plus de foyer
jusqu'au 13 septembre, nous verrons pourquoi. La portion
de peau qui semblait devoir se sphacéler, semble repren-
dre ; au dessous, le tissu cellulaire est sphacélé et tombe
en lambeaux. Je fends la peau amincie.

Le 14, la température est normale ; le malade mange les
trois quarts ; la diarrhée a cessé, le sommeil est bon, mais
il y a des sueurs profuses. Les jours suivants, la plaie est
blafarde sur divers points ; je la fais panser avec du styrax.
Malgré cela, jusqu'au 7 septembre, tout marche bien. Je
me proposais de faire des greffes sur le dos du pied,
quand le matin, en entrant dans la salle, j'apprends que
le malade vient d'être pris d'un violent frisson. En effet, le
lit est ébranlé, les dents claquent, le nez et les oreilles, les
extrémités, en un mot, sont froides, les traits tirés, le pouls
est petit, serré et fréquent ; j'ordonne du thé alcoolisé, une
potion avec huit grammes d'acétate d'ammoniaque et je
fais garnir le lit de bouillottes. Le thermomètre accuse
une température de 41°,5. Je pensai tout de suite à l'inva-

sion d'une infection, mais laquelle ? Les conditions hygiéniques de la salle étaient aussi bonnes que possible ; au
commencement du mois d'août, on avait blanchi à la chaux,
aucun malade n'était atteint de ces vastes plaies qui donnent une suppuration abondante ; je n'avais pas de maladies infectieuses ; il n'y avait plus eu, dans la salle, d'éry-
pèle depuis six mois, et il n'y en avait point dans l'hôpital.
J'avais soin de me laver les mains dans une solution désin-
fectante ; j'invitais les élèves à faire de même. Les plaies
étaient lavées avec l'irrigateur chargé d'eau phéniquée et
alcoolisée, les instruments étaient lavés avant de servir.
Je dois ajouter que les urines avaient toujours été normales,
que le malade n'était atteint d'aucune affection viscérale,
et qu'il n'existait aucun antécédent d'alcoolisme.

J'avoue que j'eus la pensée d'accuser un fiévreux couché
provisoirement au n° 2, et qui présentait des symptômes
mal définis de fièvre muqueuse ; j'abandonnai bientôt cette
idèe, par respect pour la pathologie générale.

Du reste, le 8 au matin, en enlevant le pansement,
j'aperçus une rougeur saillante, festonnée, très nettement
délimitée, sans phlyctène : le malade accuse une douleur
au pli de l'aîne ; les ganglions, en effet, sont tuméfiés, la
plaie est sèche, la suppuration séro-purulente ; il n'y a ni
céphalalgie, ni mal de gorge, ni aucun trouble du côté
de la poitrine ; mais le malade n'a pas faim, il a des
envies de vomir, la langue est saburrale, la soif est vive,
il ne dort pas ; temp. 39°,5 le matin, 40°,2 le soir, pouls
104, 110. Pulvérisations phéniquées, pansement antiseptique, médication tonique.

9 septembre. Les phénomènes locaux augmentent d'intensité, mais l'état général reste le même : temp. 39° le
matin, 40°,5 le soir ; tout travail de cicatrisation est arrêté ;
même traitement.

11 septembre. Amélioration sensible. La coloration de

la peau est plus pâle ; en certains points, il y a un commencement de desquamation. La température, le matin, est 37°,8 et le soir 39°. L'état général est meilleur, le malade accuse une sensation de bien-être, mais il a un peu de diarrhée qui disparaît avec un purgatif léger.

Le 13, température normale. La plaie redevient rosée. Le long de la jambe, on note, en deux ou trois endroits, de petits abcès dans le tissu cellulaire sous-cutané en dehors de la plaie : ils sont ouverts avec le bistouri et il s'en écoule un pus louable. Les pulvérisations phéniquées sont supprimées, le pansement antiseptique est continué.

Les jours suivants, l'amélioration s'accentue de plus en plus, la cicatrisation marche bien, le malade reprend son embonpoint ; toutes les fonctions s'exécutent normalement. Voilà donc l'érysipèle dans la salle ; nous allons le voir atteindre six malades ; nous pourrons suivre sa marche, et noter les quelques particularités qu'il présentera ; l'épidémie n'aura rien de surprenant et s'expliquera très facilement ; ce qui est plus délicat, c'est l'introduction même de l'érysipèle. Pour résoudre le problème, il nous faut encore un facteur à ajouter à ceux qui nous sont connus par le récit de l'observation : le malade s'est laissé tomber un pain de sucre sur le pied, une écorchure s'est produite ; il a continué à travailler nu-pieds ; il dit bien que le lieu où il travaille est propre, mais il ajoute qu'à la fin de la journée il va se laver les pieds. Pourquoi ces ablutions deux fois par jour, si les pieds n'étaient pas souillés ? Poursuivons : le lendemain, il retourne à la raffinerie, et, vers midi, une rougeur apparaît sur le pied, à partir de l'écorchure ; puis, plaque gangréneuse avec phlyctène, rougeur diffuse de toute la jambe et de la partie inférieure de la cuisse, sans phlyctène ; enfin, suppuration panniculaire : pas de frisson au début, fièvre, soif, pas d'appétit, diarrhée, pas de sommeil, facies altéré.

Une lymphangite gangréneuse, sur une certaine étendue, a été le point de départ ; mais nous savons que le tissu dans lequel cheminent les lymphatiques, se prend inévitablement ; si donc l'inflammation sort des vaisseaux, les tissus environnants s'enflamment, et on peut voir apparaître un phlegmon, ce qui a permis de dire que souvent un phlegmon naissait d'une lymphangite, et que les deux affections se reconnaissaient à leurs signes particuliers ; cette distinction n'est pas toujours facile à établir, malgré la livrée différente qu'elles doivent revêtir.

Mais comment notre malade a-t-il contracté un érysipèle un mois après son entrée ? Si on se reporte à l'observation, on verra qu'à ce moment le blessé était dans d'excellentes conditions , la plaie bourgeonnait ainsi que celles qui avaient succédé aux débridements ; l'aspect était vif, mais comme toute plaie bourgeonnante où domine l'élément embryonnaire, elles saignaient facilement. En se reportant toujours à l'observation du malade, en verra qu'à ce moment non seulement il n'y avait point d'érysipèle dans la salle, mais qu'il n'y en avait pas et qu'il n'y en avait pas eu depuis assez longtemps à l'Hôtel-Dieu ; que les salles avaient été blanchies à la chaux un mois avant ; qu'il n'y avait dans le service aucun grand traumatisme ; le malade le plus important était atteint d'un anthrax diabétique qui s'étendait d'une apophyse mastoïde à l'autre et dont le débridement avait été fait huit jours avant avec le thermo-cautère : le pansement de ce malade, renouvelé deux fois par jour, consistait en lavages phéniqués, iodoforme, coton phéniqué, taffetas ciré, le tout assujetti avec des bandes phéniquées de Lister. Ce malade, comme nous le verrons bientôt, se levait, passait presque toute sa journée dans le jardin et a contracté un érysipèle plusieurs jours après avoir subi l'opération de son anthrax.

D'après la statistique de M. Gosselin, le mois de septem-

bre serait un des mois de l'année où l'érysipèle se développe
le plus rarement; mais il n'est pas fixé sur « l'influence que
les variations atmosphériques, désignées sous le nom de
constitutions médicales, peuvent avoir sur l'érysipèle, à
cause de l'intervention de l'infection et de la contagion qui
masquent aux yeux de l'observateur l'influence du froid et
de l'humidité » : or, la fin du mois d'août et le mois de
septembre ont été extrêmement chauds cette année-ci.

Doit-on admettre que l'air était vicié par les miasmes et
qu'il était devenu toxique ? Cette cause est peu probable;
car, ainsi que je l'ai dit, il n'y avait pas d'encombrement
dans la salle, et les conditions hygiéniques en étaient aussi
bonnes que possible.

En revenant sur les détails de l'observation de notre
malade, nous ne pouvons nous empêcher de reconnaître
chez lui une aptitude particulière aux inflammations du système lymphatique ; nous retrouvons cette sorte de prédisposition individuelle que l'on rencontre, il est vrai, au seuil
de toutes les maladies. Beaucoup d'auteurs ont parlé des
relations qui existent entre la lymphangite, l'adénite, le
phlegmon, l'érysipèle, la phlébite ; la fièvre puerpérale
elle-même a été considérée par Pouteau, en 1850, comme
un érysipèle du péritoine; beaucoup d'autres après lui ont
soutenu la même opinion. Le professeur Verneuil, à pro-
pos de deux épidémies d'érysipèle qu'il a observées à la
Pitié, en 1885, dit: « La prédisposition était rendue évidente
pas un autre fait (outre la saison favorable), la lymphangite.
Je ne veux pas discuter ici la parenté plus ou moins étroite
existant entre la lymphangite et l'érysipèle; mais je puis
rappeler que ces deux affections paraissent, augmentent,
diminuent, se combinent et coexistent d'ordinaire dans nos
services de chirurgie ; que les conditions étiologiques et
pathogéniques semblent les mêmes pour l'une et pour
l'autre, et qu'enfin l'apparition de la première annonce

d'ordinaire sinon l'invasion de la seconde, du moins l'imminence de cette invasion. Or, en janvier et en février (époques de ces deux épidémies), nous observâmes coup sur coup une série de lymphangites venues du dehors ou développées à l'intérieur qui marchèrent de pair avec nos érysipèles, et, pendant ces deux mois, semblèrent démentir la bonne opinion que nous professons sur la salubrité de nos salles. »

Dans le tome IV de ses *Mémoires de Chirurgie*, le professeur Verneuil dit : « En rappelant l'attention sur [les érysipèles qui suivent la blessure des tissus enflammés par suite de l'absorption de matières septiques de la plaie, érysipèles précoces, érysipèles par auto-inoculation, j'avais fait remarquer incidemment que la même cause produisait tantôt une lymphangite, tantôt un érysipèle, et que ces deux formes morbides étaient voisines, analogues et le plus souvent impossibles à diagnostiquer ; or, je maintiens absolument l'impossibilité du diagnostic différentiel dans beaucoup de cas ; car, cliniquement, on voit des lésions qu'on diagnostique un érysipèle un jour et qui le lendemain sont une angioleucite et réciproquement. »

Les adénites simples, les lymphangites bornées aux troncs, celles des réseaux seuls et l'érysipèle seraient, d'après le même auteur, quatre formes de l'inflammation du système lymphatique : pourquoi n'y aurait-il pas une cinquième forme, la lymphangite radiculaire, puisque dans la lymphangite réticulaire, niée à cause de l'absence des *vasa vasorum*, « la rougeur, dit Verneuil, n'est pas dans le point primitivement enflammé, mais elle est produite par la congestion de la peau autour des tissus primitivement malades. » Mascagni, Folmann, Lauth, Panizza et d'autres ont dit que les vaisseaux lymphatiques constituent à eux seuls la presque totalité du tissu cellulaire et de ses composés.

Sans faire un historique complet de l'érysipèle dans ses rapports avec le système lymphatique, et en parcourant seulement les ouvrages des grands chirurgiens d'une époque encore récente, nous voyons que Dupuytren considère comme regrettable la confusion qui a été faite entre le phlegmon érysipélateux, l'érysipèle phlegmoneux et l'érysipèle traumatique ; que Nélaton ne se prononce pas, mais qu'il se borne à citer les conclusions du travail de Blondin sur l'érysipèle (Nouvelle doctrine de M. Blondin sur l'érysipèle, *Journal des connaissances médico-chirurgicales*) : « L'érysipèle est à la fois une inflammation de la « peau et des vaisseaux lymphatiques de la partie affectée ; « ces deux éléments se trouvent nécessairement réunis « dans cette maladie.

« L'érysipèle traumatique est remarquable par la pré-« dominance de l'élément lymphatique qui le caractérise ; « c'est le contraire pour l'érysipèle non traumatique.

« L'inflammation érysipélateuse commence par les vais-« seaux lymphatiques de la peau et du tissu sous-cutané.»

Blondin a dû entrevoir l'introduction d'un poison par les lymphatiques, puisqu'il dit : « C'est par l'angioleucite que « l'érysipèle est grave : s'il ne se termine pas prompte-« ment par résolution, il s'accompagnera de symptômes « typhoïdes analogues à ceux que l'on voit apparaître dans « les inflammations vasculaires. »

Velpeau regrette aussi la confusion de l'angioleucite avec la phlébite externe, le phlegmon diffus, ou l'érysipèle phlegmoneux et l'érysipèle proprement dit ou légitime, et il s'élève contre Blondin, qui a pris l'angioleucite pour un érysipèle simple ou légitime, et qui place le siége de ce dernier dans les vaisseaux capillaires lymphatiques.

Si Velpeau tient à séparer nettement l'érysipèle de l'angioleucite, il faut reconnaître qu'il établit la nature infectieuse de cette affection : « Presque toutes les maladies du système lymphatique, dit-il, tiennent à ce que des fluides altérés ou produits par l'inflammation y ont pénétré. Les vaisseaux lymphatiques absorbent, et c'est, d'après lui, un mécanisme plus fréquent que les deux autres, c'est-à-dire par inflammation de proche en proche et par contiguité de tissus ; ce dernier se produisant quand la peau est parfaitement saine. S'il n'y avait que les causes prédisposantes, l'érysipèle serait très rare, mais il y a des causes occasionnelles, et parmi elles l'absorption d'un agent toxique. La lymphangite est rare dans les phlegmasies soustraites à l'action de l'air, malgré une absorption quelquefois considérable de molécules, alors que la plus petite écorchure, la plus légère piqûre, la plus simple ulcération des téguments la font naître. »

Velpeau va plus loin ; il établit deux variétés de lymphangite : 1º Le foyer morbide qui est l'origine de l'angioleucite, est à l'abri du contact de l'air ; 2º les liquides altérés peuvent avoir subi primitivement ou secondairement l'action de ce fluide. Quand il n'y a point de plaie, d'ulcère, d'excoriation aux téguments, la lymphangite est rare, tandis qu'une solution de continuité, qu'elle se produise naturellement, ou qu'elle résulte de l'action du chirurgien, fait pénétrer dans les lymphatiques des matériaux qui éprouvent au contact de l'air des modifications les rendant infectieux. Enfin, Velpeau entrevoit aussi les altérations du pus dans des foyers recéleurs.

Si le chirurgien de la Charité eût admis les liens de parenté qui existent entre la lymphangite et l'érysipèle, la question eût presque été, il y a quarante ans, ce qu'elle est aujourd'hui. M. Gosselin les admet avec juste raison. Il a vu souvent, chez ce même sujet, la lymphangite, l'érysipèle, le phlegmon érysipélateux, l'érysipèle phlegmoneux, soit avec des caractères nettement tranchés, soit avec des caractères qui indiquaient le passage de ces diverses affections que le professeur Verneuil appelle avec raison des formes de la lymphangite. Ledentu qualifie de transformations les dégénérations de l'angioleucite : « C'est, dit-il, un fait d'observation bien établi, que, là où elle se complique de l'une des maladies sus-énoncées, elle perd rapidement ses caractères propres. C'est donc une substitution qui s'opère au profit de la maladie nouvelle et au détriment de la maladie primitive ; celle-ci disparaît et s'absorbe pour ainsi dire dans l'autre. »

M. Dehenne, sous l'inspiration du professeur Verneuil, a développé la théorie de l'érysipèle soudain par auto-inoculation. Un foyer de suppuration existe ; ce foyer subit un trauma, et l'érysipèle se développe. Ici c'est un abcès qui est ouvert avec le bistouri, là c'est un trajet fistuleux qui est exploré, partout, en un mot, des vaisseaux lymphatiques sont ouverts, le pus, sans doute septique, s'introduit par cette voie et l'érysipèle éclate.

Tel est, pour notre malade, le dernier facteur du problème. Pour nous résumer, nous dirons que le malade avait une prédisposition acquise aux inflammations du système lymphatique. D'abord son père a eu un érysipèle en 1885 à la suite d'un phlegmon de la main ; de plus, notre malade a eu une lymphangite gangréneuse avec phlegmon à la suite de l'écorchure produite par la chute du pain de sucre sur le pied ; cette lymphangite s'est produite par sa négligence ; le malade, travaillant nu-pieds dans un lieu soi-disant propre, ce qui n'empêche pas qu'il devait se laver les pieds après son travail. Pendant son séjour à l'hôpital, la plaie devient blafarde, le pus doit s'altérer et devenir septique ; elle saigne en enlevant la charpie collée sur la plaie, sur quelques points de la plaie, et un érysipèle soudain, par auto-inoculation se produit.

Voyons maintenant la marche de l'érysipèle chez les autres malades.

Observation. II. — Le 3 septembre, le nommé Huberer, Hubert, âgé de 60 ans, journalier, entre à l'hôpital pour un énorme anthrax de la nuque, s'étendant d'une apophyse mastoïde à l'autre ; dans le sens longitudinal, il part de la ligne courbe inférieure de l'occipital et arrive au niveau de la jonction de la région cervicale avec la région dorsale ; les régions sterno-mastoïdiennes sont menacées. Le malade présente un état général grave ; il est plongé dans une demi-stupeur ; son facies est celui d'un homme atteint d'une abondante suppuration. L'urine contient une grande quantité de sucre.

Le 4 septembre, armé du thermo-cautère, je pratique de profonds débridements ; sur les confins de l'anthrax, je plonge le thermo-cautère à une grande profondeur. Le malade était chloroformé. Le pansement est fait avec de l'iodoforme, du coton phéniqué trempé dans une solution phéniquée ; une forte couche de coton phéniqué, du taffetas ciré et des bandes phéniquées complètent le pansement qui est renouvelé le soir. Médication tonique, alcool et quinquina.

Le 5, réaction fébrile légère, 37,5 le matin, 38,5 le soir. La plaie tend à se déterger ; pas d'envahissement des parties saines ; l'état général paraît meilleur, le malade accuse un mieux sensible.

Le 7, le malade va de mieux en mieux, il mange de bon appétit, le facies est excellent, il dort bien, se lève et se promène dans le jardin.

Le 11, notre opéré éprouve tout d'un coup un frisson intense et est très abattu ; la température est de 41°,2 ; la langue est sèche, la soif vive ; il n'a ni mal de gorge ni céphalagie. Les plaies sont extrêmement douloureuses, sèches, grises et présentent un mauvais aspect.

Le 12, température 39°,8 le matin, le soir 40°,2. L'érysipèle a envahi la région occipitale, la partie supérieure du

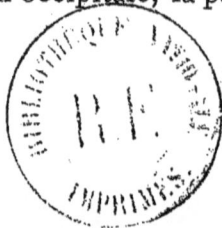

dos et la région sous-maxillaire gauche. De plus, il a du subdelirium, il prononce des sons inarticulés ; il se lève et tourne autour du lit. Les aliments sont refusés ; la langue ressemble a du parchemin, l'œil est éteint, le facies très altéré. Pulvérisations phéniquées trois fois par jour : médication tonique.

Le 13, température matinale 39⁰,5, vespérale 41⁰,3, même état.

Le 14, température 38⁰,9 , le soir 39⁰,9.

Le 15, 39⁰,2, 41⁰,6.

Le 16, 39⁰,7, 41⁰,8. La situation est de plus en plus grave ; les phénomènes cérébraux vont en augmentant, le malade est dans la stupeur, puis il tombe dans le coma, et meurt le 7, six jours après l'invasion de l'érysipèle.

Le cadavre ayant été réclamé par la famille, l'autopsie n'a pu être faite.

Je dois dire que ce malade occupait le dernier lit de la salle et par conséquent se trouvait en face du premier érysipélateux.

Observation. III. — Le malade couché au n⁰ 20 de la salle Saint Louis, est âgé de vingt ans ; il exerce la profession de maçon. Il dit ne jamais avoir été malade ; mais il porte une grande cicatrice à la région inguinale droite ; il prétend qu'à l'âge de dix ans, il a eu une plaie en cet endroit. Ce malade entre le 3 septembre à l'hôpital pour une luxation de l'épaule droite, qui est réduite sans beaucoup de peine. Par suite de son indocilité, le bandage se dérange au bout de quelques jours, la luxation se reproduit. Nous allions la réduire de nouveau, quand nous apercevons un phlegmon de l'aisselle ; la suppuration devenant évidente, je débride au niveau du bord inférieur du grand pectoral ; une grande quantité de pus s'échappe ; je place un drain et je fais appliquer un pansement antiseptique, et j'ai grand soin de ne m'arrêter auprès des deux érysipélateux qu'à la fin de la visite.

Jusqu'au 20 septembre, tout marcha bien ; le malade se levait, se promenait, mangeait de bon appétit et dormait bien, il ne s'écoulait presque plus de pus par le drain, lorsqu'il fut saisi d'un malaise subit, accompagné d'un frisson intense ; le thermomètre accuse 41°,5 les dents claquent, le pouls est à 120.

Le 21, une rougeur se manifeste autour de la plaie ; temp. 39°,4 le matin, 40°,1 le soir ; la nuit a été agitée, l'appétit a disparu, la soif est vive : pulvérisations phéniquées.

Le 22, même température, mais l'érysipèle a gagné la portion droite du thorax et tend à gagner l'épaule, l'état général est le même ; la plaie est sèche, grise.

Le 23, les parties envahies sont moins rouges, mais le dos et l'épaule gauche sont pris ; la plaie ne donne qu'un écoulement séro-purulent faible. Température matin 39°,5, soir 40°,2 ; les pulvérisations sont continuées, le malade éprouve du bien-être ; potion au quinquina et à l'alcool.

Le 3 octobre, le bras droit est pris jusqu'au coude ; temp. 39° le matin, 41° le soir. La plaie de l'aisselle a repris bon aspect ; la suppuration diminue ; le drain est retiré.

7 octobre. Les phénomènes inflammatoires ont l'air de vouloir diminuer d'intensité ; mais l'avant-bras et la main se prennent en même temps ; une légère élévation de la température se produit, alors que le 5 et le 6 octobre elle s'était abaissée. Quelques plaques d'érysipèle se montrent encore sur la poitrine et le dos.

Enfin, le 9, la fièvre tombe tout à fait, l'état général est bon, la langue devient humide, et le 10, le malade entre en convalescence ; il demande à manger, il dort bien, mais il est très affaibli.

Observation. IV. — Le nommé Benso Crucien est un

marin âgé de 55 ans. Le 26 août, il a le pouce de la main gauche écrasé entre deux remorqueurs. M. le docteur Roux, interne du service, enlève plusieurs esquilles et tente la conservation ; pour cela il fixe le pouce sur un morceau de carton au moyen de bandelettes de diachylon, et fait un pansement humide à l'alcool ; l'état général du malade est satisfaisant, la réaction est nulle ; en somme, rien à noter jusqu'au 3 septembre. En effet, huit jours environ après l'accident, notre malade est pris, sans motif et sans modification du côté de la plaie, d'un mouvement fébrile assez prononcé ; temp. $38^0,5$ le matin, 40^0 le soir. Comme nous avons affaire à un marin, nous songeons à la fièvre paludéenne réveillée par le traumatisme, et nous donnons du sulfate de quinine sans résultat ; le 4 et le 5, même accès, même silence du côté de la plaie.

Le 6, la main et l'avant-bras sont douloureux, rouges, très tendus ; je pratique des scarifications sur l'avant-bras ; le lendemain, les gaînes de la main et du pouce contiennent du pus ; je pratique à la partie inférieure et antérieure de l'avant-bras des incisions qui donnent issue à une grande quantité de pus.

Les jours suivants, la température redescend à 37 et 38^0 ; les pansements sont faits avec les précautions antiseptiques ; mais, dans la nuit du 22 septembre, le malade ayant voulu se lever, est tombé à la suite d'un étourdissement. A la visite du matin, il accuse un certain malaise, la langue est sèche, le pouls fréquent, il a de la céphalalgie ; le termomètre s'élève à 39^0. L'inspection du malade révèle la présence d'un érysipèle, quoique nous ayons eu soin de pulvériser de l'eau phéniquée pendant le pansement, de tremper les instruments dans une solution antiseptique. Les plaies sont sèches, blafardes, la suppuration est tarie ; une rougeur diffuse à contours nets envahit la main et l'avant-bras. La température oscille entre 38 et 40 ; vers le septième jour, tout rentre dans l'ordre, de nombreuses phlyctènes ouvertes existent sur les doigts.

Observation. V. — Le malade couché au n° 14, est entré à l'hôpital pour une kérato-conjonctivite très intense avec pannus très épais. Des scarifications sont pratiquées et le pannus est excisé ; callyre au sulfate d'atropine. Une céphalalgie intense et des vaisseaux qui gagnent la cornée m'engagent à faire une application de sangsues à la région temporale. Quelques jours après, il est pris sans motif apparent de malaise, de soif, de sécheresse de la langue, il a eu des frissons, des douleurs de tête, des envies de vomir; le lendemain 23 septembre, la région temporale est le siége d'une rougeur manifeste qui a les caractères de l'érysipèle, temp. 37°,8 le matin, 39°,6 le soir ; comme chez les autres, il n'existe pas de mal de gorge.

Le 24, temp. 39°,3 le matin, 40°,1 le soir, pouls 108, l'érysipèle envahit le front, le nez et une partie du cuir chevelu ; il a eu un peu de délire pendant la nuit.

Les jours suivants, la température oscille entre 39°,3 et 40°,5, toute la face et prise ; la kérato-conjonctivite disparaît, la cornée s'éclaircit et le malade y voit très clair. Les pulvérisations phéniquées diminuent la température.

Le 30, tout est fini, une abondante desquamation se produit ; mais les phénomènes phlegmasiques reparaissent du côté des yeux.

Observation. VI. — Le nommé Coudoulet, âgé de 23 ans, entre à l'hôpital au mois de septembre pour un abcès de l'anus avec une fistule. L'état général est mauvais ; le malade a craché du sang à plusieurs reprises, il a maigri, il tousse, la voix est voilée. L'auscultation révèle les craquements aux deux sommets. J'opère la fistule avec le thermocautère, et avec les ciseaux incandescents j'excise toute la peau amincie qui forme la poche de l'abcès. L'état général est soigné par les toniques ; la plaie est pansée avec l'iodoforme, du coton phéniqué recouvert de taffetas ciré. La plaie bourgeonne, elle a un bon aspect, les forces reviennent, la toux diminue, l'appétit reparaît.

Le 24 septembre, le malade éprouve un léger frisson, la température s'élève à 39° ; la plaie est sèche, pâle, et la région sacro-coccygienne est envahie par une rougeur qui s'étend le lendemain à la fesse.

Cet érysipèle fut le plus bénin, car le thermomètre ne s'est pas élevé à plus de 39°,5, et du reste il a été de courte durée. La rougeur disparaît bientôt, la plaie redevient vermeille, la fièvre tombe et le malade demande à manger.

Je n'ai rien observé chez ces malades touchant les antécédents et la prédisposition morbide. Aucun d'eux n'est alcoolique, soit dit à leur honneur. Pour ce qui est relatif au mode d'infection, nous trouvons réunis les divers facteurs du problème.

Un premier érysipéleux jette les germes de la maladie dans l'atmosphère de la salle, les autres malades sont pansés tous les jours ; par conséquent, malgré toutes les précautions prises, les plaies saignent facilement ; en troisième lieu, tous ces malades, par leur situation, ont besoin des élèves, des infirmiers plusieurs fois par jour ; on s'approche d'eux maintes fois dans la journée. Les élèves prennent la température et le pouls de ces malades deux fois par jour. Chez trois d'entre eux, le pansement a dû être renouvelé le soir ; il n'en faut pas davantage pour s'expliquer comment ils ont pu servir de véhicule aux germes de l'érysipèle, et jouer un rôle actif en les transportant de l'un à l'autre.

En terminant le récit de cette petite épidémie, nous devons ajouter que l'Administration des hôpitaux, justement émue de cet état de choses, vient de décider la création de salles d'isolement, qui mettront les malades à l'abri de ces épidémies devenues rares grâces aux précautions antiseptiques, mais encore trop fréquentes.

Je dois ici adresser mes remercîments à M. le docteur Roux, interne du service, et à M. Auzias, interne provisoire, pour le soin qu'ils ont apporté à prendre les observations de ces malades, et à rechercher les détails que je leur avais signalés comme présentant un intérêt majeur dans la question.

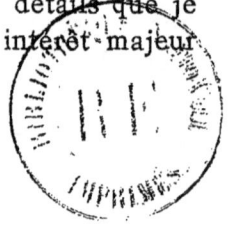